BEI GRIN MACHT SICH IHR
WISSEN BEZAHLT

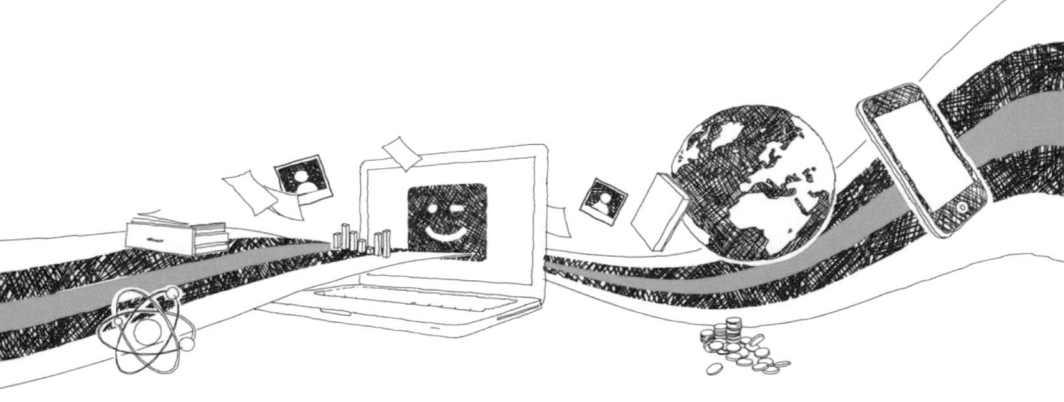

- Wir veröffentlichen Ihre Hausarbeit,
  Bachelor- und Masterarbeit

- Ihr eigenes eBook und Buch -
  weltweit in allen wichtigen Shops

- Verdienen Sie an jedem Verkauf

Jetzt bei www.GRIN.com hochladen
und kostenlos publizieren

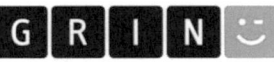

Sabrina Heigl

Gesund Sonnen: Vor- und Nachteile von Solarien und richtiges Sonnen im Sun Health Club

GRIN Verlag

Bibliografische Information der Deutschen Nationalbibliothek:

Die Deutsche Bibliothek verzeichnet diese Publikation in der Deutschen National-
bibliografie; detaillierte bibliografische Daten sind im Internet über http://dnb.d-
nb.de/ abrufbar.

Impressum:

Copyright © 2011 GRIN Verlag GmbH
Druck und Bindung: Books on Demand GmbH, Norderstedt Germany
ISBN: 978-3-656-34872-6

Dieses Buch bei GRIN:

http://www.grin.com/de/e-book/207350/gesund-sonnen-vor-und-nachteile-von-
solarien-und-richtiges-sonnen-im

GRIN - Your knowledge has value

Der GRIN Verlag publiziert seit 1998 wissenschaftliche Arbeiten von Studenten, Hochschullehrern und anderen Akademikern als eBook und gedrucktes Buch. Die Verlagswebsite www.grin.com ist die ideale Plattform zur Veröffentlichung von Hausarbeiten, Abschlussarbeiten, wissenschaftlichen Aufsätzen, Dissertationen und Fachbüchern.

Besuchen Sie uns im Internet:

http://www.grin.com/

http://www.facebook.com/grincom

http://www.twitter.com/grin_com

Fachhochschule für angewandtes Management in Erding
Wirtschaftsrecht
Wintersemester 2010/2011
Teilmodul: Präsentieren und Visualisieren

Studienarbeit

Gesund Sonnen:
Vor- und Nachteile von Solarien
und richtiges Sonnen im Sun Health Club

vorgelegt von

Sabrina Heigl

Tag der Einreichung:
10.02.2011

Inhaltsverzeichnis

1. Einleitung

Sonnenbaden im Solarium ist wie ein Kurzurlaub. Doch leider ist die künstliche Sonne mit Vorsicht zu genießen. Die Strahlen können die Fasern des Bindegewebes zerstören und somit die Haut schneller altern lassen. Weiter soll das Sonnenbaden das Risiko auf Hautkrebs erhöhen. Richtlinien und Vorschriften in Solarien sollen helfen, dass die Geräte in gutem Zustand bleiben und das Jugendschutzgesetz eingehalten wird.

Andererseits helfen die Strahlen bei der Behandlung von Hauterkrankungen und bei der Verbesserung der Gesundheit und des Wohlbefindens.

Durch das neuartige Konzept des Sun Health Club können zum ersten Mal die Ziele Wunschbräune und gesunde Sicherheit durch ein computergestütztes Besonnungssystem kombiniert werden.

2. Vorteile des Solariums

„Experten vermuten seit langem, dass die von Sonnenbänken abgegebenen UV-Strahlen das Hautkrebsrisiko erhöhen. Doch die Beweislage ist dürftig. Zumindest in den sonnenarmen Ländern Nordeuropas werden die Risiken womöglich durch einige deutliche Gesundheitsvorteile aufgewogen."[1]

„Das Solarium bietet gegenüber der natürlichen Sonne einige Vorteile. Im Gegensatz zur Natursonne, die starken Schwankungen unterliegt, lässt sich die Bestrahlung mit Solarien genau dosieren. Die Zusammensetzung der verschiedenen UV-Strahlen läßt sich durch eine entsprechende Röhrenwahl genau steuern. Hierdurch läßt sich für jeden Hauttyp eine optimale Zusammensetzung finden."[2]

2.1. Hauterkrankungen

Die Zahl an Hauterkrankungen hat erheblich zugenommen. Am häufigsten sind Menschen von Neurodermitis, Akne oder Schuppenflechte betroffen.[3] Licht und Wärme kann bei solchen Hauterkrankungen Wunder bewirken, deshalb werden Solarien immer mehr zur

---

[1] http://www.spiegel.de/wissenschaft/mensch/0,1518,345601,00.html
[2] www.sonnenstudio-joli.de/Sonnen/Solarium-Vorteile.aspx
[3] Vgl. www.zentrum-der-gesundheit.de/hauterkrankungen.html

Behandlung von Hautkrankheiten eingesetzt. Die UV-Bestrahlung tötet die Bakterien und Keime, die sich auf der Haut befinden, ab und kann somit große Erfolge beim Rückgang von Akne verzeichnen. Auch Patienten mit Neurodermitis wird sogar zu Solarienbesuchen geraten. Wichtig ist aber, dass sie nicht während eines akuten Schubs oder während einer ärztlichen Lichttherapie zur Besonnung gehen, da sonst negative Erscheinungen auftreten können. Sogar bei Schuppenflechte empfehlen Ärzte das Solarium, da die UV-Strahlen eine wichtige Voraussetzung bei der Heilung dieser Krankheit spielen.

Man sieht regelmäßige Besuche im Solarium können einem helfen jegliche Art von Hautproblemen zu verbessern. Wichtig ist nur, vorher mit dem behandelten Arzt der Therapie über Dauer und Anzahl der Solarienbesuche zu sprechen.[4]

2.2. Verbesserung der Gesundheit und des Wohlbefindens

Wenn ab Herbst die Tage immer kürzer werden, wenn oft den ganzen Tag keine Sonne scheint und wenn alles nur in kalten Nebel oder Nieselregen gehüllt ist, dann leiden viele Menschen unter der sogenannten Herbst – und Winter – Depression. Meistens sind Frauen zwischen 30 und 50 Jahren betroffen. Typische Symptome sind Müdigkeit, Antriebslosigkeit und Traurigkeit. Eine Reihe von natürlichen Maßnahmen sollen dabei helfen, diese Symptome wieder los zu werden.[5] Eine davon ist das Solarium, durch die UVB-Strahlen wird im Körper die Bildung von Vitamin D angeregt, was zu einer Ausschüttung von Glückshormonen (Serotonin) führt.[6] Aus diesem Grund ist der Besuch im Solarium vor allem bei depressiver Stimmung sehr zu empfehlen.

Das Vitamin D sorgt für starke Knochen, beeinflusst das Immunsystem und die Psyche und kann vor allem bei Krebs- und Herz-Kreislauferkrankungen helfen. Laut einer Studie haben die Testpersonen mit einem hohen Vitamin-D-Gehalt im Blut nicht nur ein um 43 Prozent geringeres Risiko für Gefäß-und Stoffwechselkrankheiten, sondern auch ein um 33 Prozent geringeres Risiko für Herz-Kreislauf-Erkrankungen. Auch bei Krebs spielt Vitamin D eine

---

[4] Vgl. http://www.fitin.ch/index.php?option=com_content&view=article&id=42&Itemid=54
[5] Vgl. http://www.bankhofer-gesundheitstipps.de/artikel/118-Winterdepression-die-Kraft-der-Sonne-hilft.html
[6] Vgl. http://www.bild.de/BILD/news/2010/11/09/jahrhundertwinter/hg-winterdepression/die-besten-ratschlaege.html

heilende Rolle. Ein hoher Vitamin-D-Anteil im Blut verringert das Risiko verschiedener Krebsarten um circa 40 bis 50 Prozent.[7]

2.3. Vorbereitung auf die Sonne

Das Bräunen im Solarium ist eine ideale Vorbereitung auf den Urlaub, denn durch gezielte Vorbereitung der Haut auf die Sonne, kann ein Sonnenbrand im Urlaub vermieden werden. Ebenso hilft das Vorbeugen gegen die weitverbreitete Mallorca Akne oder auch Sonnenallergie genannt.[8] „Gebräunte Haut ist der beste Lichtschutz. Bei Urlaubsreisen in Gebiete mit starker Sonneneinstrahlung ist trotz Verwendung von Sonnenschutzmitteln mit hohem Lichtschutzfaktor die Gefahr gegeben, einen Sonnenbrand zu bekommen.

Die Haut braucht Zeit, um sich auf erhöhte UV-Strahlung einzustellen. Es ist deshalb viel besser für die Haut, wenn Sie fein dosiert begonnen und langsam über Wochen Bräune aufbauen, die mit einer Verdickung der obersten Hautschicht (Lichtschwiele) und einer Verlängerung der Eigenschutzzeit der Haut einhergeht, Sie können auf diese Weise einen hauteigenen Lichtschutzfaktor bis 40 erreichen."[9]

3. Nachteile des Solariums

Übermäßige Sonneneinstrahlung kann sich jedoch auch negativ auf die Gesundheit und die Haut auswirken. Die häufigsten Nebenwirkungen sind schnellere Hautalterung und verstärktes Risiko von Hautkrebs.

Jedes Jahr werden in Deutschland bei ca. 250.000 Menschen Hautkrebs festgestellt. Tendenz steigend. Er ist einer der häufigsten Krebserkrankung überhaupt. Die Ursachen dafür sind intensive Sonnenbestrahlungen, Sonnenbrände und häufige Besuche im Solarium.[10] Als Grund für diese Tendenz ist unter anderem das Schönheitsideal des braunen Teints zu nennen, der von einem Großteil der Bevölkerung mit Attraktivität, Aktivität und Gesundheit gleichgesetzt wird. Mittlerweile werden weltweit jährlich ca. 200.000 Solarien zur

---

[7] Vgl. http://www.focus.de/gesundheit/ernaehrung/gesundessen/tid-17499/vitamin-d-der-unterschaetzte-schutzschild_aid_488130.html
[8] Vgl. www.sonnenstudio-joli.de/Sonnen/Solarium-Vorteile.aspx
9 http://www.fitin.ch/index.php?option=com_content&view=article&id=42&Itemid=54
[10] Vgl. www.hautkrebs.com

Ganzkörperbestrahlung hergestellt. Dabei ist Deutschland internationaler Marktführer und generiert etwa 40 % der Solarienumsätze in Europa.[11]

UVA-Strahlen sind langwellig dringen daher tief in die Haut ein. Die Haut und Unterhaut altert somit schneller. Die Haut verliert ihre Elastizität und lässt sie lederartig aussehen. Weitere Nebenwirkungen sind Falten, Schwächung des Bindegewebes und Tränensäcke. Die Strahlen können sogar die Augen schädigen. Selbst bei geschlossenen Augen kommt immer etwas Strahlung durch, was wiederrum die Netz-und Bindehaut reizt.

Solarien gelten zu einer der größten Risikofaktoren bei Hautkrebs. Hierfür sind die UVB-Strahlen zuständig. [12]„Die in Solarien verwendeten UV-Strahlen setzen sich in einem anderen Verhältnis zusammen als das UV-Spektrum der Sonne. Gesünder ist die künstliche Sonne aber trotzdem nicht. Da lange Zeit allein die kurzwellige UV-B-Strahlung als Auslöser des Hautkrebses bekannt war, wurde sie bis auf einen geringen Teil aus den Röhren herausgefiltert. Da es aber vor allem die UV-B-Strahlung ist, die eine lang anhaltende Bräunung bewirkt, musste nun der Anteil der verbleibenden, langwelligen UV-A-Strahlung mit ihrer naturgemäß eher schlechten Bräunungswirkung entsprechend erhöht werden. Dies ist auch der Grund dafür, dass die Bräune aus der Röhre häufig „karotten-farben" und unecht wirkt. Heute weiß man, dass auch die als ungefährlich propagierte UV-A-Strahlung bei der Hautkrebsentstehung beteiligt ist."[13]

Eine weitere negative Erscheinung des Solariums ist die Sucht. Von den 16 Millionen Deutschen, die regelmäßig ins Solarium gehen, tun es manche zwanghaft, weil sie schon süchtig danach sind. Es gibt noch keine genauen Zahlen wie hoch der Anteil der Süchtigen ist, aber es ist bekannt, dass die Entzugserscheinungen an die von Alkoholismus oder Drogensucht erinnern: Nervosität, Schlafstörungen, Gelenkschmerzen und Depressionen treiben die Süchtigen ins Solarium. „Als Grund für die heftigen Entzugserscheinungen vermuten die Wissenschaftler unter anderem den Mangel an so genannten Glückshormonen, deren Ausschüttung durch Sonnenbestrahlung begünstigt wird."[14] Solariumsüchtige erkennt man daran, dass sie fast täglich zum sonnen gehen. Sie streben stets einen Braunton an den sie bei der natürlichen Sonne nie erreichen werden und fühlen sich immer zu blass.[15]

---

[11] Vgl. Der Deutsche Dermatologe (7,2001), S. 463; Ökotest (11, 2001), S. 1.
[12] Vgl. http://www.focus.de/gesundheit/ratgeber/haut/tid-9716/solarium-braeune-als-schutzfunktion-der-haut_aid_297107.html
[13] http://www.unserehaut.de/adp/solarium/wissen.html
[14] http://www.stern.de/tv/sterntv/tanorexie-die-sucht-nach-dem-solarium-591476.html
[15] Vgl. http://www.stern.de/tv/sterntv/tanorexie-die-sucht-nach-dem-solarium-591476.html

4. Vorschriften in Solarien

Da das Solarium viele Risiken mit sich bringt, wurden den Solariumbetreibern gewisse Richtlinien vorgegeben, welche den Schutz der Kunden vor zu hoher UV-Bestrahlung sicherstellen soll. Seit dem 31.Juli 2009 gibt es das Gesetz zur Regelung des Schutzes vor nichtionisierenden Strahlen, welches zum einen das Jugendschutzgesetz enthält und zum anderen neue Regelungen für Geräte und Personal vorsieht.

4.1. Jugendschutzgesetz

Laut § 4 des Gesetzes zur Regelung des Schutzes vor nichtionisierenden Strahlen ist es Minderjährigen unter 18 Jahren untersagt ins Solarium zu gehen:

„Die Benutzung von Anlagen nach § 3 zur Bestrahlung der Haut mit künstlichen ultravioletter Strahlung in Sonnenstudios, ähnlichen Einrichtungen oder sonst öffentlich zugänglichen Räumen darf Minderjährigen nicht gestattet werden."[16]

Durch das Gesetz soll verhindert werden, dass bereits Jugendliche ihre Haut mit den gefährlichen UV-Strahlen schädigen. Laut der Deutschen Krebshilfe ist das Risiko um 75 % höher Hautkrebs zu bekommen, wer unter 30 Jahre beginnt, regelmäßig ins Solarium zu gehen. Die Solariumbetreiber müssen mit Geldstrafen rechnen, falls sie dennoch Jugendliche unter 18 Jahre auf die Sonnenbank lassen.[17]

4.2. Vorschriften werden weiter verschärft

Im Februar 2011 soll das Gesetz noch weiter verschärft werden. Künftig soll in allen Solarien speziell geschultes Fachpersonal arbeiten. Dies könnte für hunderte Sonnenstudios das Ende bedeuten. Selbstbedienungssolarien werden somit ganz verboten und müsse sich überlegen, ob es sich finanziell rentiert Fachpersonal einzustellen oder ob sie ihr Studio schließen müssen.

Eine weitere Verordnung sieht außerdem noch eine maximale Bestrahlungsstärke für Altgeräte vor, so dass etwa 90 Prozent der Sonnenbänke ausgetauscht oder umgerüstet

---

[16] www.muenzer24.de/DOC/Solariengesetz-Info.pdf
[17] Vgl.http://www.faz.net/s/Rub64992C04CF2F4A2E8399BD4B893B56FE/Doc~EB08E2986D3414846AFC8E F07744E4488~ATpl~Ecommon~Scontent.html

werden müssen. Laut des Umweltministeriums ist diese Verordnung bereits vom Kabinett beschlossen und muss bloß noch vom Bundesrat gebilligt werden.[18]

5. Richtiges Sonnen im Sun Health Club

Das neuartige Konzept des Sun Health Club stellt eine einzigartige Innovation da. Durch unsere Sonnenflatrate kann man eine Menge Geld sparen. Bei uns wird zwischen vier Tarifen unterschieden: Perfekt für jede Lebenslage!

1. Good Morning Tarif: Montag – Freitag: bis 12 Uhr, Samstag – Sonntag: bis 11 Uhr

Für alle Frühaufsteher, die besonders viel sparen wollen.

2. Happy Hour Tarif: Montag – Freitag: bis 17 Uhr, Samstag – Sonntag: bis 16 Uhr

Für alle die nicht so lange arbeiten müssen.

3. After Work Tarif: Montag – Freitag: ab 17 Uhr, Samstag – Sonntag: kein Einlass

Für alle, die nach der Arbeit noch Sonne tanken wollen.

4. EveryTime Tarif: Montag – Sonntag während der gesamten Öffnungszeiten nutzbar

Für alle die komplett unabhängig sein wollen.

Hier unsere einzigartigen Preise:

	24 Monate	12 Monate	1 Monat
Good Morning	12,95 € mtl.	14,95 € mtl.	19,95 € mtl.
Happy Hour	17,45 € mtl.	19,45 € mtl.	24,95 € mtl.
After Work	17,45 € mtl.	19,45 € mtl.	24,95 € mtl.
Every Time	22,95 € mtl.	24,95 € mtl.	29,95 € mtl.

---

[18] Vgl. http://www.br-online.de/ratgeber/gesundheit/solarium-mindestalter-solarien-verbot-ID1247236405062.xml

Es rentiert sich bei uns Mitglied zu werden. Sie profitieren immer von den besten Preisen und den besten Sonnenbänken. Sie können täglich bis zu 30 Minuten bei uns sonnen und haben immer freie Gerätewahl. Sollte Ihnen ihr Tarif nicht mehr gefallen können Sie jeden Monat zu einem anderen Tarif wechseln.

Wenn Sie in einem Vertragsjahr nicht mehr wie 300 Minuten sonnen, bekommen Sie auf das Folgejahr einen Monatsbeitrag gutgeschrieben. Möchten Sie einige Zeit gar nicht sonnen oder sind Sie längere Zeit unterwegs, können Sie jederzeit ihren Vertrag auf eine andere Person übertragen lassen.

Als Mitglied bei uns erhalten Sie jedes Vertragsjahr 3 Karten, mit denen Ihre Freunde jeweils 30 Minuten kostenlos sonnen können. Sollte es Ihren Freunden so gut gefallen, dass sie sich für eine Mitgliedschaft bei uns entscheiden, dann profitieren sowohl Sie als auch ihre Freunde davon. Ihre Freunde dürfen sich einen Monat kostenlos sonnen und Sie erhalten für Ihre Empfehlung Prämienpunkte gutgeschrieben. Bei einem 24 monatigen Vertrag 30 Punkte, bei einem 12 monatigen 20 Punkte und bei 1 Monat 10 Punkte. Wenn sie genügend Prämienpunkte gesammelt haben können Sie sich tolle Prämien aus unserem Katalog aussuchen.

5.1. Check & Sun

Gesund und sicher sonnen und dabei trotzdem ihre Wunschbräune erreichen ist kein Widerspruch mehr. Lieber sonnen Sie sich regelmäßig aber richtig dosiert als zu viel und zu lange auf einmal. Da das Sonnen sowohl Vor – und Nachteile mit sich bringt wollen wir die Vorteile unterstützen und die Nachteile so gut wie möglich beseitigen. Durch unser Check & Sun Programm soll keiner mehr zu lange oder zu oft auf die Sonnenbank gehen und somit riskieren Hautkrebs oder hässliche Lederhaut zu bekommen. Sie können sich somit auch kontrollieren und keine Angst bekommen süchtig zu werden. Um die Vorteile für unsere Gesundheit optimal zu nutzen, müssen die Intensität und die Intervalle des Sonnens genau an den individuellen Hauttypen angepasst werden. Dies wird durch unser computergestütztes Besonnungssystem verwirklicht.

Als Neumitglied machen Sie an unserem Computer einmalig eine Hauttypenanalyse. Hier werden Ihnen Fragen über Augen-, Haar – und Hautfarbe, sowie über Sonnenempfindlichkeit und weiterer Kriterien gestellt. Der Computer ermittelt somit einen auf Sie zutreffenden Hauttypen. Sollte das Programm bei Ihnen den Hauttyp I feststellen, dass heißt sehr helle

Haut, Sommersprossen und immer Sonnenbrand, dann können wir Ihnen leider keinen Vertrag anbieten, da das Risiko zu hoch ist, Hautschädigungen zu bekommen.

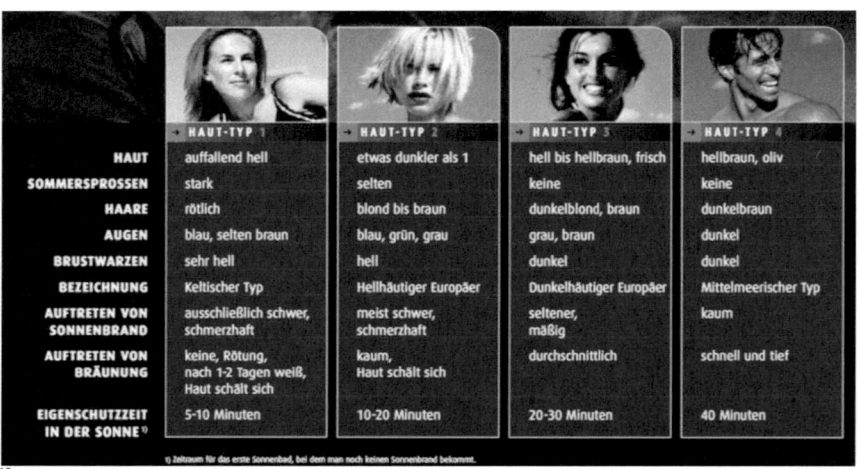

	→ HAUT-TYP 1	→ HAUT-TYP 2	→ HAUT-TYP 3	→ HAUT-TYP 4
HAUT	auffallend hell	etwas dunkler als 1	hell bis hellbraun, frisch	hellbraun, oliv
SOMMERSPROSSEN	stark	selten	keine	keine
HAARE	rötlich	blond bis braun	dunkelblond, braun	dunkelbraun
AUGEN	blau, selten braun	blau, grün, grau	grau, braun	dunkel
BRUSTWARZEN	sehr hell	hell	dunkel	dunkel
BEZEICHNUNG	Keltischer Typ	Hellhäutiger Europäer	Dunkelhäutiger Europäer	Mittelmeerischer Typ
AUFTRETEN VON SONNENBRAND	ausschließlich schwer, schmerzhaft	meist schwer, schmerzhaft	seltener, mäßig	kaum
AUFTRETEN VON BRÄUNUNG	keine, Rötung, nach 1-2 Tagen weiß, Haut schält sich	kaum, Haut schält sich	durchschnittlich	schnell und tief
EIGENSCHUTZZEIT IN DER SONNE⁹	5-10 Minuten	10-20 Minuten	20-30 Minuten	40 Minuten

9) Zeitraum für das erste Sonnenbad, bei dem man noch keinen Sonnenbrand bekommt.

19

Vor jedem sonnen wird ihre Vorbräune festgestellt und ihr Bräunungsergebnis abgefragt. Weiter werden Ihre Besonnungen der letzten 30 Tage angezeigt. Diese Angaben kombiniert der Computer mit Ihrem Hauttypen und gibt ihnen für jedes Gerät eine Empfehlung für die optimale Besonnungsdauer und den nächsten Besonnungstermin. Sollten Sie die empfohlene Dauer überschreiten oder sollten Sie schon wieder eher zum sonnen kommen, als empfohlen kommt ein Wahrnhinweis. Wenn dieser Hinweis im Jahr mehr wie 5-mal vorkommt werden Sie aus unserem Sonnenstudio verwiesen. Denn nur wer sich genau an das System hält kann sicher sein, dass der Haut nicht zu viel zugemutet wird und das irgendwann eine Sucht danach entsteht. Wenn Sie sich noch an folgende Tipps halten, kann einer gesunden Besonnung nichts mehr im Weg stehen:

- ✓ Entfernen Sie vor dem Sonnen Make-up, Parfum und Schmuck
- ✓ Tragen Sie während des Sonnens immer eine UV-Schutzbrille
- ✓ Verwenden Sie kein Sonnenschutzmittel
- ✓ Benutzen Sie nach dem Sonnen zur Pflege Ihrer Haut eine Lotion
- ✓ Halten Sie sich an die empfohlene Besonnungsdauer
- ✓ Vermeiden Sie am gleichen Tag Ihres Besuches zusätzliche natürliche Sonne

---

[19] http://www.sunpower.ch/hauttypen.html

✓ Wenn Sie an Hautkrankheiten leiden oder regelmäßig Medikamente nehmen, halten Sie Rücksprache mit Ihrem Arzt[20]

5.2. Bfs-Zertifikat

Wir legen großen Wert auf unser Image und die Gesundheit unserer Kunden, deshalb lassen wir uns regelmäßig vom Bundesamt für Strahlenschutz zertifizieren. Dieses Zertifikat erhalten nur Solarien betriebe, die alle Qualitätsstandards erfüllen, über ein geschultes Personal verfügen und regelmäßig ihre Geräte warten lassen.

Unser Studio ist ein durch qualifiziertes Personal beaufsichtigtes Studio. Unsere Mitarbeiter schließen keine Verträge mit Personen unter 18 Jahre oder mit Hauttyp I ab. Unser Personal erkundigt sich vorab, ob Sie regelmäßig Medikamente einnehmen und händigt Ihnen ungefragt eine Sonnenschutzbrille aus. Sie weisen Sie daraufhin, nur ungeschminkt und ohne Parfum auf die Sonnenbank zu gehen und informieren Sie über mögliche Gesundheitsschädigungen.

Unsere Bräunungsgeräte werden regelmäßig gewartet und verfügen alle über einen Notabschalter. Sie tragen alle die Geräteaufschrift max. Erythem wirksame Bestrahlungsstärke: 0,3 W/m2. Die Geräte werden nach jedem Kunden gründlich gereinigt und desinfiziert und ist alle mit Hinweisen versehen: „ Vorsicht UV-Strahlung kann Schäden an Augen und Haut verursachen. Schutzhinweise beachten!".[21]

6. Fazit

Der Sun Health Club ist eine gute Alternative zu anderen Solarien. Da hier die Gesundheit und nicht die Bräune im Mittelpunkt steht. Anhand des Computerprogramms kann man sich vergewissern, dass man nicht zu viel sonnt und sich dennoch sicher sein, dass man braun wird.

Anhand der Fixeinnahmen durch den Abschluss von Verträgen können regelmäßig Wartungen durchgeführt werden oder neue Geräte gekauft werden. Ferner profitieren auch unsere Mitarbeiter, die immer durch Schulungen auf dem neusten Stand sind. Durch den Abschluss von Verträgen kann sichergestellt werden, dass die Kunden über 18 Jahre alt sind.

---

[20] Vgl. http://www.beste-sonne.de/sonnen/gesundes-braeunen.html
[21] Vgl. http://www.bfs.de/de/uv/solarien/Solarium_Check.pdf

7. Literaturverzeichnis:

1. Arbeitsgemeinschaft Dermatologischer Prävention (2010): Wissen. Online: (http://www.unserehaut.de/adp/solarium/wissen.html) Abruf: 21.01.2011
2. Bankhofer Hademar (2011): Winterdepression-die Kraft der Sonne. Online: (http://www.bankhofer-gesundheitstipps.de/artikel/118-Winterdepression-die-Kraft-der-Sonne-hilft.html)   Abruf: 21.01.2011
3. Bfs (2010): Der Solarium-Check. Online: (http://www.bfs.de/de/uv/solarien/Solarium_Check.pdf) Abruf: 25.01.2011
4. Bild (2010): Die besten Ratschläge gegen Winter-Depression. Online: (http://www.bild.de/BILD/news/2010/11/09/jahrhundertwinter/hg-winterdepression/die-besten-ratschlaege.html) Abruf: 22.01.2011
5. BR-Online (2010): Vorschriften werden weiter verschärft. Online: (http://www.br-online.de/ratgeber/gesundheit/solarium-mindestalter-solarien-verbot ID1247236405062.xml) Abruf: 24.01.2011
6. Der deutsche Dermatologe (2001). Ökotest (11, 2001), S. 1.
7. FAZ (2009): Bundestag verbietet Sonnenstudios für Jugendliche. Online: (http://www.faz.net/s/Rub64992C04CF2F4A2E8399BD4B893B56FE/Doc~EB08E29 86D3414846AFC8EF07744E4488~ATpl~Ecommon~Scontent.html) Abruf: 25.01.11
8. Fitin (2010): Solarien helfen bei Hautproblemen. Online: (http://www.fitin.ch/index.php?option=com_content&view=article&id=42&Itemid=5 Abruf: 18.01.2011
9. Focus (2010): Bräune als Schutzfunktion der Haut. Online: (http://www.focus.de/gesundheit/ratgeber/haut/tid-9716/solarium-braeune-als-schutzfunktion-der-haut_aid_297107.html) Abruf: 22.01.2011
10. Focus (2010): Vitamin D-Der unterschätzte Schutzschild. Online: (http://www.focus.de/gesundheit/ernaehrung/gesundessen/tid-17499/vitamin-d-der-unterschaetzte-schutzschild_aid_488130.htm) Abruf: 22.01.2011
11. Hautkrebs (2010): Achtung Hautkrebs. Online: (www.hautkrebs.com) Abruf: 24.01.2011
12. Münzer 24 (2009): Entwurf eines Gesetzes zur Regelung des Schutzes vor nichtionisierender Strahlung. Online: (www.muenzer24.de/DOC/Solariengesetz-Info.pdf) Abruf: 25.01.2011
13. Sonnenstudio No.1 (2010): Gesundes Bräunen. Online: (http://www.beste-sonne.de/sonnen/gesundes-braeunen.html) Abruf: 22.01.2011
14. Sonnenstudio Joli (2011): Sonne heißt Leben. Online: (www.sonnenstudio-joli.de/Sonnen/Solarium-Vorteile.aspx) Abruf: 22.01.2011
15. Spiegel (2005): Gesundheit aus dem Solarium. Online: (http://www.spiegel.de/wissenschaft/mensch/0,1518,345601,00.html) Abruf: 18.01.11
16. Stern (2010): Tanorexie-Die Sucht nach dem Solarium. Online: (http://www.stern.de/tv/sterntv/tanorexie-die-sucht-nach-dem-solarium-591476.html) Abruf: 22.01.2011
17. Zentrum der Gesundheit (2011): Hauterkrankungen. Online: (www.zentrum-der-gesundheit.de/hauterkrankungen.html) Abruf: 22.01.2011

8. Abbildungsverzeichnis

1. At the beach Solarium (2010). Hauttypen. Online:
   (http://www.sunpower.ch/hauttypen.html) Abruf: 25.01.2011